# L'ILE DE WIGHT

## CLIMAT ET BAINS DE MER

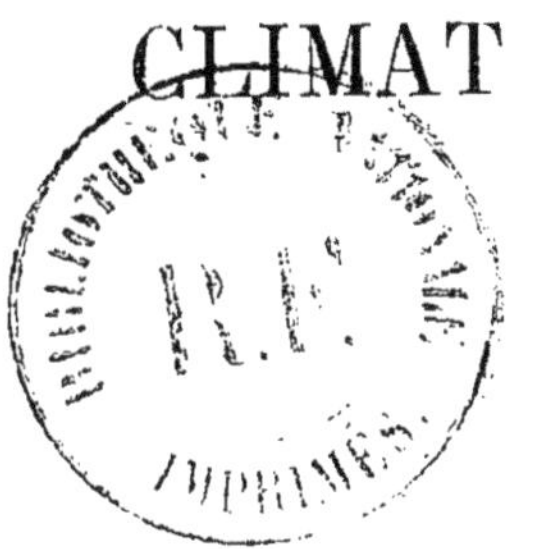

PAR

Le Docteur **LABAT**

DE LA SOCIÉTÉ D'HYDROLOGIE DE PARIS



PARIS

PUBLICATION DE LA *GAZETTE DES EAUX*

1878

# L'ILE DE WIGT

## CLIMAT ET BAINS DE MER

L'île de Wight a sa réputation faite en Angleterre et sur le continent. Les critiques du Dr Granville n'ont point amoindri les effets pittoresques de ses falaises et de ses profonds ravins boisés (*Chines*). A l'époque où parut le livre de Granville, 1841, Ryde et Cowes étaient déjà des villes élégantes; Shanklin, Sandown et Ventnor débutaient. En 1846, Clark appelait l'attention sur l'Undercliff, séjour d'hiver. Au moment où nous écrivons ces lignes toutes ces petites villes se sont singulièrement peuplées et embellies.

L'île est située au sud de l'Angleterre, dans la région appelée par Clark *South coast* laquelle s'étend de Hastings à Portland: elle participe aux avantages de cette partie méridionale.

Les communications avec Londres sont incessantes et faciles; les trains rapides vont à Ryde, en 3 heures, par Stokesbay ou Portsmouth, et la traversée du détroit est de 15 à 20 minutes; on met 50 minutes de Southampton à Cowes; on délivre des billets à prix très-réduits du samedi au mardi. La correspondance est établie avec les chemins de fer de l'île, dont le réseau est complet du côté de l'est. En 1871, époque de ma première visite, on n'allait que de Cowes à Newport. Aujourd'hui on va à Sandown, Shanklin, Ventnor; quelques unes des stations embarcadères ont l'inconvénient d'être un peu loin de la plage. Les *steamboats* et les *coaches* complètent les moyens de transport; ces derniers sont d'excellents véhicules, à 18 places de banquette, permettant de bien voir le pays.

Rien de plus riant que l'aspect de l'île pour le voyageur arrivant de la côte anglaise ; c'est une masse de verdure, un immense bouquet de bois d'où se détachent les villes, les villas et les châteaux ; c'est la continuation des belles forêts qui bordent la rivière de Southampton. Du côté du détroit de la Manche les falaises sont plus abruptes et le paysage plus sévère. Dans l'intérieur on voit des cultures variées, céréales, prairies, gazons et bouquets d'arbres. Nous allons montrer que ces variétés d'aspect sont en rapport avec la distribution géologique des terrains.

La contrée qui nous occupe est pour les géologues une terre classique, il suffit de nommer Mantell, Forbes, Prestwich etc. Il est bon de consulter les cartes du *géological survey* ; M. Barrois a publié en 1875, un bon travail dans les annales de géologie.

Wight est située dans le bassin du Hampshire qui se continue sous la mer. Elle a la forme d'un losange à grande diagonale de l'Est à l'Ouest ; la partie nord présente des terrains tertiaires ; la partie sud des terrains crétacés. A Whîtecliff et a Alumbay, c'est à dire aux deux extrémités de la diagonale, on voit la craie à belemnitelles recouverte par les sables tertiaires.

Plusieurs de ces couches appartiennent à l'argile de Londres *London clay,* d'où la végétation luxuriante de certains fonds boueux. Le terrain crétacé est divisé en deux masses par un soulévement du *weald* qui vient apparaître à Brixton et à Sandown. La masse méridionale nous intéresse en ce sens qu'elle domine l'Undercliff. L'inclination des downs crétacés est très-forte au nord, très-faible au sud. Tous ces downs offrent une surface mamelonnée, en général couverte de gazons assez maigres, la végétation est rarement belle sur la craie. Certaines carrières à chaux laissent voir de loin la craie blanche, par exemple de Newport à Freshwater. Le terrain crétacé depuis le *gault* jusqu'à la craie supérieure atteint une puissance de 4 à 500 mètres. Nous reviendrons sur les détails à propos des diverses stations et particulièrement de l'Undercliff.

Le climat de l'île de Wight, considéré en général, reproduit les traits du climat de la côte sud ; il est doux et humide. Cependant cette portion détachée du continent, avec des rivages qui regardent le Nord et les hautes falaises vers le Sud, présente, d'une part, des conditions de ventilation, d'autre part, des conditions d'abri qui la distinguent nettement des régions voisines ; ce qui fait que les habitants de Londres y trouvent les avantages réunis d'un séjour d'été et d'une résidence d'hiver. Tels sont les deux points que nous allons successivement toucher dans ce travail.

## I.

### *Wight séjour d'été. Bains de mer.*

Parmi les villes d'été Ryde et Cowes tiennent le premier rang par leur élégance. Ces beaux lieux sont le rendez vous du *high life* et le théâtre des grandes régates. Les propriétés particulières ont malheureusement envahi la plus belle partie de la côte, ce qui ne fait point l'affaire des touristes ; car, le plus souvent, il faut se contenter de voir de loin et suivre des routes poudreuses en cotoyant de magnifiques ombrages défendus par des clôtures interminables.

*Ryde.* — Ryde offre un aspect des plus imposants quand on arrive de Portsmouth, par une belle journée d'été ; la ville, bâtie sur une hauteur, descend jusqu'à la mer au milieu de côteaux boisés. On débarque sur le *Pier*, une de ces digues si répandues dans les bains de mer anglais, construction qui s'avance à près d'un kilomètre du rivage ; l'extrémité de cette digue est formée par une vaste terrasse où l'on trouve des bancs, des tentes, des cafés, des buffets, un embarcadère de tramways, plusieurs embarcadères de bateaux. C'est une affluence de voyageurs, un croisement de touristes allant dans toutes les directions, un mouvement incessant de bateaux qui arrivent et qui partent, une telle animation qu'on se croirait volontiers dans un grand port de la côte anglaise.

La ville est bâtie dans le style des beaux quartiers de Londres, avec de belles boutiques dans les rues de High-street et Union-street. Rien n'y rappelle l'air enfermé des villes industrielles, l'esplanade est un quai bordé de grands hôtels, un peu chaud la journée.

A côté des magnificences il faut signaler les inconvénients; les promeneurs ne jouissent point des bords de la mer envahis par des propriétés privées; ils voient de loin les arbres de haute futaie dont les longues branches touchent presque l'eau salée. Quant aux baigneurs, ils sont génés par les lignes des tramways, par les docks, et n'ont qu'un petit coin de la plage vers l'est. Il n'y a plus de machines, et l'on est obligé de se baigner dans un établissement avec cabines et fonds de bois semblable à nos bains froids de second ordre, lequel est au bout d'une autre jetée, Victoria pier.

La plage est assez mauvaise; au sable se mêlent des cailloux et plus encore de la vase. La pente étant presque insensible, la marée se retire à près de 2 kilomètres, laissant à découvert une sorte de marécage dont les émanations ne sont ni saines ni agréables. On peut dire qu'aujourd'hui Ryde est une ville de plaisirs et n'est presque plus un bain de mer. Les prétentions un peu exagérées des hôteliers en éloigneront encore les vrais baigneurs.

*Cowes.* — Le trajet en bateau de Ryde à Cowes laisse voir un des côtés les plus pittoresques; c'est une forêt continue coupée par des gazons qui s'étendent jusqu'au bord de la mer.

On voit successivement les ruines de Quarr Abbey, les châteaux d'Osborne et de Norris; ce dernier a beaucoup plus de cachet que celui de la reine. On entre à Cowes en face de l'embouchure de la Médina qui divise la ville en deux parties *East Cowes* pour le commerce, *West Cowes* pour la fashion.

West Cowes possède un joli quai et une promenade agréable sur le bord de la mer. On voit, en passant, une rangée d'hôtels bien bâtis et le vieux château de Henri VIII devenu le *royal yacht club*. Les régates de Cowes ont une grande réputation et les bateaux de plaisance y sont innombrables.

La plage est distante d'un mille, elle regarde le nord; sa pente est rapide, ce qui nécessite des machines avec treuils. Le sable est fin, quartzeux, mêlé de quelques cailloux et de coquilles brisées. Tout à côté se voit un petit établissement de bains chauds, avec 5 ou 6 cabinets assez propres, pourvus de *dressing rooms*; prix 1 sh. 6 d. Il y a aussi un bassin d'eau de mer pour la natation à couvert. La saison est principalement en août et septembre. On se baigne peu à Cowes; c'est encore une ville de plaisirs; la vie y est plus facile qu'à Ryde.

Les bains de mer les plus fréquentés et les meilleures plages se rencontrent du côté est dans la baie de Sandown. Cette baie, en forme d'arc-en-ciel, s'étend depuis les *cuver cliffs* jusqu'à la pointe appelée *East end*. La vue en est très-belle, soit des hauteurs qui dominent Sandown, soit des hauteurs de Schanklin; vers le Nord, ce sont les falaises blanches de Culver cliffs; vers le sud, les falaises jaunâtres de Dunnose.

Les environs immédiats de Sandown appartiennent à la formation Wealdienne. En remontant vers le nord, on rencontre successivement les divers étages de la formation crétacée : en premier lieu, le *lower green sand*, grès d'un blanc gris, limoneux et semé de points ferrugineux dont les acides dissolvent l'oxyde de fer. Plus loin, le gault et la craie blanche des Culver cliffs; enfin les couches éocènes des *white cliffs*. Ces couches successives s'appuient l'une sur l'autre avec un fort redressement et leur étude géologique ne présente point de difficultés. Au sud de Sandown on suit les falaises constituées par les sables bruns du green sand. Les sables wealdiens et ceux du grès vert alimentent le rivage sableux qui s'étend le long de la baie. Nous allons donc trouver à Sandown et à Shanklin deux belles plages de sable. Il y a aussi des cailloux roulés qui proviennent sans doute de la destruction des falaises crayeuses.

*Sandown.* — Sandown peu connu au temps de Clark, mis en relief par les paysages de Collins, reçoit aujourd'hui de nombreux visiteurs, et s'est couvert de constructions nouvelles. On arrive à la plage par des rues bordées de villas. Parmi les maisons de logement qui bordent la mer, l'hôtel Sandown fixe l'attention par son excellente situation. La plage regarde le sud-est, sur une étendue d'un demi-kilomètre. Le sable est blanc et moëlleux; quelques rangées de cailloux, voisins du quai, rendent la pente un peu plus rapide; elle redevient très douce avec le sable pur, et l'on peut se baigner à toute marée, sans aller loin. On se baigne même le dimanche jusqu'à 10 heures, ce qui ne s'obtient pas partout en Angleterre. Les machines roulantes, disposées en plusieurs groupes, sont nombreuses et bien organisées. Du côté du nord et hors du village on se baigne librement, sans machines.

Pendant une semaine passée à Sandown le temps a été constamment beau (fin juillet et premiers jours d'août). La moyenne de la température du matin, à l'heure du bain, a été de 18°; les oscillations du baromètre 13 m. m.; la moyenne psychrométrique 84 0/0; il y a eu deux fois du brouillard le matin.

*Shanklin.* — La route vers Shanklin, par les hauteurs, environ 3 kilomètres, est à recommander à cause des points de vue. De loin se dessinent les villas de Shanklin perdues dans la verdure. Le village est perché sur des hauteurs, à quelques centaines de pieds, ce qui en fait un séjour d'été sain et agréable, visité par les familles qui cherchent, loin du bruit, les ressources de la campagne et des bords de la mer. De magnifiques arbres remplissent le *Chine*, profond ravin ouvert sur la plage, à travers des masses de grès aux nuances foncées. Il s'agit toujours du grès vert inférieur visible sur toute cette côte; on peut en étudier les variétés sur ces pentes abruptes.

Les personnes qui redoutent les ascensions et ne recherchent que le bord de la mer, trouvent des hôtels sur la plage même, aux pieds des falaises de grès. La plage regarde l'Est; elle offre une pente douce; le sable est fin comme à Sandown, avec quelques rangées de petits cailloux, qui ne mettent aucun obstacle à la balnéation. Les machines y sont suffisamment nombreuses et permettent également de se mettre à l'eau à toute heure du jour.

On peut donc avancer que Sandown et Shanklin laissent peu à désirer comme bains de mer. La baie de Sandown, ouverte à l'Orient, est, jusqu'à un certain point abritée des autres vents; je dis jusqu'à un certain point, car dans une île, on a toujours du vent. Nous allons parler d'un autre bain plus frais dans la saison chaude.

*Freshwater.* — Les médecins de Londres recommandent depuis quelques années un bain de création récente, Freshwater, situé à l'extrémité occidentale. On y va en *break*, de Newport ou de Ventnor par des routes intéressantes. Une grande ouverture naturelle dans les downs crétacés, *Freshwater gate*, donne accès à la mer. Il y a deux hôtels en cet endroit, mais les maisons de logement sont à un demi kilomètre, ce qui est un inconvénient.

La plage regarde le sud ; néanmoins l'ouverture des downs établit, vers le nord, un courant d'air continu et une ventilation quelquefois trop forte. Le sable s'étend sur un demi kilomètre entre deux falaises crétacées. A gauche, la craie est semée de silex irréguliers ; à droite, les cliffs s'élèvent à plusieurs centaines de pieds, avec des rangées de silex noir. Il y a des cailloux roulés aux pieds de ces murailles de craie. Le sable est composé de grains quartzeux mêlés de quelques grains noirs ferrugineux. J'ai trouvé d'autre sable presque entièrement composé de ces grains noirs. Leur volume et leur séparation facile, même sans le secours de la loupe, m'a permis d'en faire très-aisément l'analyse (1).

La pente assez rapide du fond sableux oblige d'employer des treuils comme à Folkestone, moins bien construits. Une petite maison de bains chauds, à deux cabinets, laisse à désirer. Rappelons que l'installation est encore récente, que les chemins de fer n'arrivent pas jusque-là, et que les ressources ne sont pas aussi grandes qu'ailleurs. La contrée est dénudée, sauvage, et m'a rappelé les bains de l'ouest de l'Irlande.

Les amateurs de la nature primitive se rendront en une demi-heure de voiture, à la petite plage d'Alum-bay, où l'on se baigne à peine, mais où l'on trouve la plus belle collection possible de sables tertiaires bigarrés. Les teintes les plus variées s'y rencontrent : blanc, jaune, jaune d'or, rose, gris, brun, violet, etc. Les masses argileuses de London-clay s'appuient visiblement sur la craie qui commence à la grande falaise de l'Ouest dirigée vers les rochers pittoresques des *Needles*, qui forment la pointe la plus occidentale de l'île. La contrée est semée de landes et de bruyères assez semblables

(1) Ce sable est ainsi constitué : 1° grains quartzeux brillants comme des fragments de verre, ayant les caractères de la silice pure ; 2° grains blanc jaunâtre, faisant effervescence par les acides : 3° grains d'un brun noir donnant une poudre ocreuse dont la plus grande partie se dissout dans l'acide chlorhydrique bouillant ; ce soluté donne par l'ammoniaque un énorme précipité d'hydrate de peroxyde de fer. Le résidu insoluble est une matière limoneuse.

à celles de la Bretagne. On ne s'attendrait pas à rencontrer là un excellent hôtel (1).

## II

### *Wight résidence d'hiver.*

Reste à examiner la région du sud, qui nous intéresse à un autre point de vue. Ventnor est aussi un bain de mer, avant tout, une résidence d'hiver, ainsi que toute la côte de l'Undercliff.

*Ventnor.* — Si l'on va en chemin de fer de Shanklin à Ventnor, on y arrive par un tunnel qui traverse la grande masse des downs crétacés du sud. Ventnor apparait tout à coup avec ses étages et ses terrasses qui lui donnent l'aspect d'une ville méridionale. On jouit très-bien de ce coup d'œil pittoresque en descendant des hauteurs de la gare. La ville se voit encore mieux d'en bas, au bout de la jetée ; au centre est l'église ; à droite, les grandes falaises de craie d'où se sont détachés d'énormes blocs tombés dans la mer ; à gauche, le quartier le plus élégant vers l'Undercliff; en face l'hôtel de l'esplanade, sur la plage. Partout des balcons et des terrasses donnant sur la mer.

La plage regarde le midi ; elle est peu développée, d'un accès difficile ; la descente et la montée également pénibles. Le sable est fin, quartzeux et mêlé de quelques petits cailloux. Le nombre des baigneurs, l'été, y est peu considérable ; tout y est disposé pour l'hiver.

(1) Je place ici quelques expériences faites sur l'eau de mer ;

| | | | | | |
|---|---|---|---|---|---|
| Ryde. | 30 juillet. | Température | 18°,5. | Densité | 1024, à 15°, 1024,6. |
| Cowes. | — | — | 19. | — | 1023,5, à 15°, 1024,7. |
| Sandown. | 31 juillet, | — | 19,25. | — | |
| | 1er août, | — | 18,5. | — | 1025, à 15°, 1025,6. |
| Ventnor. | 2 août, | — | 18. | — | |

D'après les tables de Gerlach, l'eau de mer contenait de 34 à 36 0/0 de matériaux salins, chiffre assez élevé.

Parmi les constructions de Ventnor, nous devons mentionner, en première ligne, le nouvel asile des phthisiques, *hospital for consumption*, bâti il y a huit ans par souscription. Il est situé a un mille de la ville, du côté de l'Ouest, élevé d'une vingtaine de mètres au-dessus du rivage, ayant sa façade en plein midi sur un vaste jardin. Il est divisé en huit pavillons de style gothique, une chapelle au centre. Chaque pavillon renferme 12 malades qui ont leur chambre. Les salles de réunion sont beaucoup trop élégantes, et la cuisine assez recherchée. Les malades y passent deux ou trois mois au prix peu rémunérateur de 10 shillings par semaine. Il y a un médecin attaché à la maison, le Dr Coghill, et un médecin résidant. Le service est celui qu'on pourrait exiger d'un bon hôtel. Nous reviendrons plus bas sur la question de climat.

*Undercliff.* — L'Undercliff n'est pas délimité de la même façon par tous les auteurs : on peut dire qu'il s'étend de *East end* à *Blakgang chine*, sur une longueur de 7 milles anglais, la partie la mieux partagée allant de Bonchurch à St Lawrence, la largeur de cette bande de terrain varie de quelques centaines de mètres à 1/2 mille.

Les voitures parcourent, en une heure, cette ravissante contrée qui rappelle la route de la corniche. De Ventnor à l'hôtel Sandrock elles passent le long des villas de Steephill, de Old park, des Mirables, etc., entourées de jardins et perdues au milieu de grands arbres. On est à chaque instant, sous des grands arceaux de verdure ; l'église de St Lawrence et le phare de Ste Catherine apparaissent par des échappées de vue donnant sur la mer ; en approchant de Blakgang, la contrée devient plus sauvage et se découvre ; les falaises de Freshwater et les Needles se dessinent au loin Il est difficile de voir des tableaux plus variées sur une scène aussi limitée.

La végétation attire l'attention du naturaliste : ce sont les arbres de nos forêts, chênes, ormes, frènes etc. quelques peupliers dans les endroits les plus humides ; d'énormes lierres tapissant les murs. A côté se présentent les arbres du midi, chênes verts, lauriers etc. Dans les haies et dans les jardins croissent à l'état d'arbustes, les myrtes, les fuchsias, les géraniums, il y aussi des hortensias, des pétunias, des verveines, etc. Chose plus curieuse, le jardin de l'hôpital des phthisiques possède, au milieu des myrtes des géraniums, des jasmins et des grenadiers, un olivier, un aloès, et un petit palmier, lesquels, en pleine terre, ont déjà bravé plusieurs hivers. Cela me fait songer qu'on est très fier à Amélie-les-bains d'un palmier conservé, en plein air, dans le jardin de l'hôtel. On a vu les petits pois fleurir à Noël, et l'une des clientes du Dr Granville lui écrivait qu'elle avait reçu en janvier, un bouquet de roses, de chrysanthèmes et de pensées sauvages cueillies dans les champs.

Ces faits singuliers et peu connus chez nous demandent a être étudiés de plus près et interprétés.

La grande falaise crétacée qui borde la côte Sud de l'île a 7 à 800 pieds au-dessus du rivage; 800 p. à Bonifaces downs, près de 900 p. en face Ste Catherine; l'œil s'arrête sur une masse de craie blanchâtre, couronnée d'une roche calcaire siliceuse grisâtre, à dentelures. Au-dessous est le *upper green sand*, autre masse qui atteint une épaisseur de 150 pieds et dont les assises peuvent s'étudier au tunnel de Ventnor. Plus bas l'argile du gault qui se voit parfaitement du haut du jardin de l'hôtel Blakgang ; elle a une centaine de pieds d'épaisseur. M. Barrois considère la craie comme glauconieuse et n'admet point la présence de la craie blanche, en effet les downs du Sud ne sont pas assez élevés pour avoir à la fois toutes les couches de ce terrain y compris le gault. Le grès supérieur est assez résistant, cependant limoneux.

La constitution de ces couches n'est pas sans intérêt quand on cherche à se rendre compte de la formation de l'Undercliff. Cette terrasse, occupant le pied de la falaise, se compose d'énormes éboulis résultant de la fragmentation des parties supérieures, il est aisé de reconnaître les blocs de craie et de green sand qui ont roulé jusque dans la mer et dont les plus beaux échantillons se voient du côté de Bonchurch. Ces éboulements ne sont pas tous anciens, plusieurs ont eu lieu dans notre siècle. Comment se sont-ils opérés ? c'est la question qui a préoccupé les géologues et les observateurs; les couches supérieures, dit M. Barrois, étant perméables, les eaux arrivent au gault qui les retient et minent, peu à peu, le grès, ce qui détermine une perte de substance et un défaut de base ; d'où le glissement et la rupture des couches supérieures, l'explication est simple et exacte ; toutefois, il ne faut pas oublier que les argiles inférieures sont délayées par les sources et entraînées du côté de la mer où aucune barrière ne les retient. Des traînées boueuses du gault dirigées vers la plage témoignent de ce mode de destruction des strates inférieures. Se promène-t-on sur le rivage, du côté de l'hôpital, on trouve des ruisseaux abondants qui ont leur point de dégorgement à ce niveau.

La falaise que nous venons d'étudier nous intéresse avant tout, en tant que barrière protectrice élevée au nord et créant au point de vue du climat une région distincte. Il est clair qu'il suffit de descendre des downs à Ventnor où à St Lawrence pour entrer dans une contrée nouvelle, non moins que si l'on avait descendu plusieurs degrés de latitude. La protection vers le nord est complète ; un peu moins au nord-est et au nord-ouest, l'exposition est sud quelques degrés est, les vents du sud-est et du sud ouest ayant accès mais étant atténués par les replis et les inégalités de la côte. A Ventnor les vents aigres du nord-est, si pénibles au printemps sous cette latitude, sont arrêtés par la pointe de Bonchurch, *screened from the cutting northeast winds of the spring.* (*Clark*). Là est la cause principale de cette végétation méridionale si frappante ; le sol, souvent sableux, y est aussi pour quelques chose. Nous devons fournir quelques détails de climatologie.

La température moyenne de l'année est de 11° C. ; c'est-à-dire un peu plus élevée que celle de Londres et sensiblement égale à celle de Paris. La fontaine abondante du vallon de Bonchurch, près de l'étang Pool, m'a donné exactement 11° C.; celle de St Lawrence dépasse un peu 11°, le puits de Carisbrook, à Newport, donne le même chiffre, mais il a 200 pieds de profondeur ce qui augmente sa chaleur.

J'ai déjà eu l'occasion de mentionner, à plusieurs reprises, la possibilité de trouver la température moyenne d'un lieu par une seule observation faite sur une source abondante et variant à peine d'une saison à l'autre.

La moyenne hivernale, 5,50, est d'environ 2 degrés supérieure à celle de Newport, Londres et Paris. Penzance et Salcombe sur la côte de Cornouailles ont 1 degré de plus. Les nuits d'hiver sont surtout moins froides, les falaises exposées au midi absorbant le calorique pendant le jour et le rendant pendant la nuit. L'abri des vents froids est une considération plus importante encore que le degré thermométrique.

La quantité de pluie est moindre qu'à Newport. Undercliff, selon Clark, élevé d'une centaine de pieds se trouve au-dessus de la zône des brouillards. Ceci n'est pas complétement exact. Le 30 juillet dernier, un brouillard épais cachait la route dans la matinée; il est vrai que le lendemain nous offrit, en compensation, un vrai ciel d'Italie. Vers la fin d'octobre en 1871, le brouillard était général, le matin dans toute l'île et le soleil revenait chaud, l'après-midi; il n'y a donc à l'Undercliff qu'une différence de degré sous ce rapport. Les vents du sud-ouest prédominent en hiver, condition générale de l'Angleterre.

Ces conditions, exceptionnelles dans les pays du nord, ont fait de Ventnor, une station d'hiver très fréquentée pour la cure des maladies chroniques de poitrine. On obtient, tous les ans, m'a assuré le Dr Coghill, des succès notables même dans la phthisie. Il a eu également à traiter des cas de scrofules et des névralgies.

Les médecins anglais considèrent Ventnor et l'Undercliff, comme plus secs et plus tonifiants que d'autres villes du sud de la Grande-Bretagne. Ceci est vrai au point de vue relatif, non d'une manière absolue. Il est certain que Hastings et Torquay, séjours d'hiver aussi, ont un climat plus mou. Si, au contraire, on prend pour objectif la côte de Provence, Ventnor deviendra, par comparaison, une région humide. A vrai dire, toutes les villes d'hiver de la côte sud de l'Angleterre présentent ce caractère commun, avec quelques nuances dépendant de leur exposition, de la nature de leur sol, en premier lieu de la puissance et de la situation des falaises protectrices qui jouent le rôle d'espaliers.

Nous avons eu déjà l'occasion, dans nos études sur l'Angleterre et sur l'Irlande, (Annales d'hydrologie 1872 et 73) d'insister sur les conditions qui régissent les climats d'hiver dans ces contrées. Nous y sommes revenus à propos d'Arcachon.

Nous avons dit que la côte sud-ouest de Devon et de Cornwall présentait, à Salcombe et à Penzance, une moyenne hivernale de 6 à 7° comme Arcachon, Pise, Pau, etc. L'hiver y est donc de 1 à 2° plus doux qu'à Ventnor et les orangers, les citronniers, les oliviers en pleine terre, garantis avec quelques précautions, y donnent des fruits. Torquay doit sa réputation à son excellent abri naturel et à la bonne disposition de ses constructions.

L'influence de l'abri devient très-évidente à Hastings et à Bournemouth ; Hastings est bâti sur le bord de la mer le long d'une falaise, et défendu par les hauteurs de *Castleliffs* contre les vents du nord-est, il en est de même de Bournemouth, au fond d'une baie voisine de l'île de Wight et qui a des dunes et des plantations de pins dans le genre d'Arcachon, Brighton, sur la même côte, n'est bon qu'en automne parce qu'on y ressent, plus tard, les vents du nord-est.

Je pourrais multiplier les exemples et les distinctions. Le fait capital, c'est que la moyenne hivernale sur la côte sud est ici très-supérieure au chiffre que semblerait comporter la latitude, et que la végétation traduit cette anomalie. Nous ne reviendrons pas sur les causes bien connues de cette température spéciale. Nous rappellerons seulement que les étés sont plus frais que dans le bassin de Londres, ce qui rétablit l'équilibre au point de vue de la moyenne annuelle. Il résulte des étés frais que la moyenne annuelle est beaucoup inférieure à celle de la côte sud de France. La même remarque s'applique aux variations thermométriques du jour et de la nuit, peu accusées au sud de l'Angleterre, très-tranchées sur les rivages provençaux.

La cause qui empêche les saisons froides et chaudes, le jour et la nuit d'avoir des différences de température très-accusées est la même qui ne permet pas l'existence d'un climat sec dans la région qui nous occupe. Cette cause est la présence fréquente, dans l'atmosphère, de vapeurs faisant écran entre le ciel et la terre, Ventnor par conséquent, n'échappe pas à la loi commune et se range parmi les climats d'hiver doux et humides avec Pau, Venise, Pise, etc. Les indications seront donc les mêmes au point de vue du genre de phtisiques à y adresser.

La conclusion de cet aperçu sur l'île de Wight est que ce petit coin de terre si intéressant pour les géologues, ne l'est pas moins pour le médecin hydrologue qui peut y envoyer ses malades d'été et ses malades d'hiver ; et cela à la porte de Londres.

Paris. — Imp. Gauthier-Villars, 55, quai des Grands-Augustins.

www.ingramcontent.com/pod-product-compliance
Ingram Content Group UK Ltd.
Pitfield, Milton Keynes, MK11 3LW, UK
UKHW022156260726
13993UKWH00005B/2415